ESSAI DE DIAGNOSTIC

DE

L'HÉMATURIE VÉSICALE

CAUSÉE PAR LA TUBERCULISATION

Imp. A. Parent, imprimeur de la Faculté de Médecine, rue Mr-le-Prince, 31

ESSAI DE DIAGNOSTIC

DE

L'HÉMATURIE VÉSICALE

CAUSÉE PAR LA TUBERCULISATION

PAR

Horace STAPFER,

Docteur en médecine de la Faculté de Paris,
Ancien externe des hôpitaux.

PARIS

LIBRAIRIE LOUIS LECLERC

14, RUE DE L'ÉCOLE DE MÉDECINE, 14.

1873

ESSAI DE DIAGNOSTIC

DE

L'HÉMATURIE VÉSICALE

CAUSÉE PAR LA TUBERCULISATION

En ville ou à l'hôpital, il n'est pas rare qu'un médecin, soit consulté par un homme ou par une femme jeunes, pour une hématurie survenue subitement. Dans une telle occasion, le médecin peut donner un conseil utile, obtenir par son intervention un succès plus ou moins durable, mais, comme souvent il ne peut juger l'accident, il est réduit à faire le traitement du symptôme. L'examen par la sonde n'ayant eu aucun résultat, et les organes voisins du réservoir urinaire paraissant sains, le médecin suppose avec raison que cette hémorrhagie est le signe avant-coureur d'une affection qui se révélera plus tard par d'autres signes. Il est clair que, même lorsque la cause du mal est reconnue au début, on doit traiter les symptômes les uns après les autres comme ils naissent; mais cela ne prouve pas que le diagnostic n'offre qu'un intérêt scientifique et n'ait aucune importance thérapeutique. En effet, l'hématurie étant parfois le prodrome d'un mal diathésique, il est très-important d'en comprendre la cause à une époque où les remèdes généraux ont une efficacité incontestable

Nous nous proposons ici, après avoir énuméré les diverses causes de l'hématurie vésicale, d'appeler particulièrement l'attention sur l'une d'entre elles, la tuberculisation, et de chercher comment on en peut faire le diagnostic.

On n'a jamais parlé d'hématurie essentielle qui aurait la vessie pour lieu d'origine. S'il est avéré que, dans certaines contrées dont le climat ne ressemble point au nôtre, et où par conséquent les conditions d'existence sont modifiées, on peut, à divers moments de la vie, notamment dans l'enfance et l'adolescence, pisser le sang comme chez nous on saigne du nez, ce sang vient du rein et non de la vessie. En l'absence des traumatismes dus aux opérations chirurgicales, nous pensons que l'hémorrhagie vésicale doit être considérée comme l'effet de l'une des six causes suivantes :

1° *La rétention d'urine.* — Civiale a signalé le premier à l'attention des médecins l'hématurie due à cet accident. Civiale n'explique pas le mécanisme de l'hématurie par rétention d'urine. Ce phénomène, semblable à celui que l'on observe après la ponction de certains kystes du corps thyroïde, ne pourrait-il être attribué à la disparition soudaine de la pression qu'exerçait l'urine sur les parois de la vessie?

2° *Les ruptures de varices*, accident très-rare dont M. Guyon a cité un intéressant exemple dans les bulletins de la Société anatomique (1).

3° *Les tumeurs*, qui s'observent surtout chez les personnes âgées, et dont le diagnostic se fait en général *per viam exclusionis,* ou, lorsqu'elles sont cancéreuses, par l'apparition de la cachexie caractéristique.

(1) Société anatomique de Paris, Bulletins, 1re série, 1854, t. XXIX, p. 286.

4° *La cystite*, qui n'est elle-même qu'un symptôme.

5° *Les calculs.*

6° *Les tubercules.*

Une pierre encellulée ou très-petite peut échapper au cathéter explorateur. Or, ce signe physique seul permet d'affirmer l'existence d'un calcul, parce que tous les symptômes rationnels se retrouvent dans la tuberculisation de la muqueuse génito-urinaire.

Ces signes de probabilité tels qu'ils ont été observés et décrits par les auteurs classiques sont : les douleurs de rein et l'émission de graviers par l'urèthre à divers moments de la vie; les mictions fréquentes et généralement tous les symptômes de cystite; l'interruption brusque du jet d'urine; les hématuries de sang mélangé à l'urine ou de sang pur à la fin de la miction; leur aggravation par les mouvements; dès le début les douleurs au gland, plus tard au périnée, à la vessie et quelquefois au testicule.

L'hématurie n'étant le signe caractéristique d'aucune des affections que nous avons énumérées, on doit dire que, lorsque aucun autre indice ne l'accompagne, la maladie est un problème dont on ne connaît que l'un des termes.

L'hématurie constatée, le premier soin à prendre est de voir à quelle variété on a affaire. Cette distinction peut fournir un peu de lumière. Le malade a-t-il pissé du sang pur ou mêlé à l'urine? Dans la plupart des cas le premier vient de la vessie, et le second, des reins. Cependant il faut savoir que le contraire arrive. Civiale a écrit : « Nous ne possédons aucun moyen de constater avec certitude l'hématurie rénale pendant la vie, et dans la très-grande majorité des cas elle n'existe pas. » Cette dernière proposition est évidemment erronée ; les hématuries graveleuses, tuberculeuses, cancéreuses des reins n'étant pas un accident rare. Nous croyons l'autre trop absolue. Est-il donc possible de distinguer, sinon avec certitude, du moins avec chances de probabilité l'hémorrhagie rénale de l'hémorrhagie vésicale? Lorsque le malade a pissé du sang dilué et que cette miction a été suivie de quelques gouttes de sang pur, neuf fois sur dix, le sang est exhalé par la vessie. Lorsque le malade n'a pissé que du sang pur, sans effort et sans ténesme, on doit songer à une hématurie rénale. Si le malade n'urine que du sang dilué, comment faire le diagnostic? On lit dans les ouvrages classiques que le mélange intime du sang à l'urine caractérise l'hématurie rénale. Civiale est d'avis, non sans raison, que ce signe est peu démonstratif. N'aurait-il pas plus de valeur si les urines étaient recueillies suivant le procédé imaginé par le chirurgien Thompson, pour le dosage de l'albumine? « Le malade étant debout, on introduit dans la vessie une sonde en gomme de grosseur moyenne et très-flexible. On vide complètement la vessie qu'on lave très-soigneusement à l'aide de petites injections successives d'eau chaude et c'est seulement après ces lavages, plutôt calmants qu'irritants, qu'on recueille dans une éprouvette l'urine qui s'écoule goutte à goutte et doit servir à l'examen. La vessie, pendant un court espace de temps, ne fonctionne plus comme réservoir; elle ne se distend pas, mais se contracte sur le cathéter et l'urine s'échappe au fur et à mesure qu'elle descend des uretères; on a en quelque sorte prolongé ceux-ci jusqu'à l'éprouvette et l'on obtient un liquide exempt de tout mélange vésical. » Nous croyons que par ce procédé on peut se procurer un échantillon très-pur de la sécrétion rénale; il faut seulement, pour plus de rigueur, que l'un des yeux de la sonde se trouve exactement au niveau du col, ce qui peut se faire avec un instrument foré de plusieurs yeux disposés en échelons au voisinage du bec. Si le liquide s'échappant par le pavillon du cathéter avait une teinte uniforme, noir de fumée, ou rose, ou couleur de café, on serait autorisé à conclure que l'hémorrhagie se fait dans les reins; mais, dira-t-on, il peut arriver que des gouttes d'urine normale se mêlent à des gouttes de sang extravasé dans la vessie. Sans doute; mais, dans ce cas, des gouttes de sang vermeil tomberont les premières dans l'éprouvette.

Ainsi donc les réponses que le malade fera à ces trois questions : avez-vous pissé du sang pur ou mêlé à l'urine? Avez-vous perdu un peu de sang vermeil avant ou après la miction? Avez-vous fait effort pour uriner? et l'expérience par la sonde, sont des éléments précieux de diagnostic. On remarquera que nous n'avons parlé ni d'hémorrhagie uréthrale, ni d'hémorrhagie prostatique; c'est que l'une est généralement liée à un traumatisme du canal et que l'autre est précédée de troubles fonctionnels progressifs, qui, joints à l'exploration directe par le rectum, suffisent pour lever les doutes. Nous n'avons pas parlé davantage des facilités que procurerait l'examen microscopique, si cet examen révélait la présence dans l'urine d'une série de cellules détachées d'un même tube rénal. C'est que dans cet *essai de diagnostic*, nous procédons des données simples aux données complexes. Supposant que le médecin n'avait qu'un signe pour s'éclairer, nous avons voulu nous rendre compte du parti qu'il en pouvait tirer. On trouvera à la fin de ce travail une observation qui nous a semblé intéressante au point de vue de l'obscurité du diagnostic, quand l'hématurie seule est constatée.

Quels sont les autres signes propres à mettre en lumière le principe du mal? — Le malade peut avoir vu paraître graduellement les symptômes suivants :

Picotement et souffrance au gland: mictions fréquentes suivies de douleur; dysurie; effort pour uriner; jet d'urine suivi de quelques gouttes de sang, ou jet de sang pur; dépôt des urines muco-purulent, strié de sang: chaleur, pesanteur, douleur même au périnée.

Ce qu'il y aura de plus clair pour le médecin dans une telle énumération, c'est la cystite subaiguë. Le dépôt muco-purulent strié de sang, ayant l'apparence d'une coupe géologique, sans alcalescence du pus, en est la preuve manifeste; mais quelle en est la cause? Se bornera-t-on à faire le traitement de ce symptôme?

Le médecin hésite entre trois causes: un calcul; la tuberculisation; une prostatite chronique. Cependant l'effort pour uriner et le jet de sang pur lui font regarder cette dernière affection comme la moins probable des trois. Il lève ses doutes en s'assurant qu'il n'y a pas de blennorrhée, et que la prostrate est lisse et peu sensible. Notons que le malade pourrait avoir une blennorrhée sans prostatite, ou une prostatite sans blennorrhée, ou une tuberculisation sans jet de sang, circonstances qui rendraient le diagnostic plus obscur.

Restent le calcul et la tuberculisation. Le médecin veut essayer de trancher la question par les signes rationnels avant de recourir à la sonde. Si le malade est un enfant dont la mère raconte qu'il frissonne de peur avant d'uriner, et qu'il allonge sa verge en serrant le gland pour se soulager, le médecin conclut à la probabilité d'un calcul.

A plus forte raison, si le malade, adulte ou enfant, dit que tous les symptômes et en particulier l'hématurie s'aggravent par l'exercice. Dans beaucoup d'ouvrages classiques, l'hématurie, aggravée par l'exercice, est donnée comme un signe presque caractéristique de la pierre. Celle-ci, déplacée par le mouvement, blesse la vessie ou l'irrite par ses frottements; alors l'organe se contracte avec énergie sur l'obstacle et le sang s'extravase. Ce symptôme a de la valeur; mais de même que tous les signes rationnels de la pierre, on le retrouve dans la tuberculisation. Bien est-il vrai que si l'on n'avait qu'eux, le diagnostic serait très-obscur. Heureusement on a la sonde. Voilà pourquoi un chirurgien consulté pour des hématuries, accompagnées ou non d'autres anomalies, qui n'explorerait pas la vessie du malade, commettrait une faute grave. Remarquons en passant que, dans la prostatite chronique et dans la tuberculisation, le cathétérisme peut avoir l'inconvénient d'aggraver les symptômes pendant un jour ou deux.

On fait le cathétérisme. Admettons qu'il n'ait d'autre résultat que d'éveiller une vive douleur au moment où le bec de l'instrument franchit le col. Si le médecin a songé à la tuberculisation, il note le fait qu'il rapproche de la dysurie et des efforts pour uriner qui tourmentent le malade depuis longtemps; puis il se renseigne sur la famille de son client dont il examine ensuite avec soin la poitrine; puis il se rend compte de l'état des organes génitaux; puis enfin il fait une question qu'un autre médecin qui n'aurait pas songé à la tuberculisation eût posée tout d'abord : « Souffrez-vous, ou avez-vous souffert dans les reins? » La réponse peut être affirmative. Dans ce cas, le second médecin, même s'il ne découvrait rien par la palpation, conclurait à la probabilité d'un calcul rénal, parce que l'hématurie est aggravée par l'exercice. Or, ce dernier signe et celui de la douleur dans la région lombaire existent dans la tuberculisation et dans les affections calculeuses. Le Dr Thomas Smith, dans un article du *Bartholomew's hospital Report* (1) auquel nous avons emprunté une observation, s'exprime ainsi : « Les malades atteints de

(1) Bartholomew's hospital Report, 1872, vol. VIII, p. 95.

tubercules de la muqueuse génito urinaire sont tous examinés avec la sonde exploratrice, car on croit qu'ils ont la pierre. On peut affirmer que, chez la plupart d'entre eux, les premiers symptômes ressemblent à ceux du calcul rénal, les derniers à ceux de la pierre dans la vessie. » Le Dr West a donné, dans son ouvrage sur les maladies des femmes, un compte-rendu de la tuberculisation, que le journal de l'hôpital Saint-Barthélemy résume ainsi : « L'inflammation des reins et de la vessie peut être la conséquence d'un dépôt tuberculeux, et cette maladie peut avoir une issue fatale sans qu'aucun symptôme de tuberculisation se présente ailleurs que dans l'organe malade. »

On a émis diverses opinions sur la marche de la dégénérescence phymatoïde génito-urinaire. Vogel, qui se borne à mentionner la maladie dans son ouvrage sur les maladies des enfants, dit qu'elle débute ordinairement par le testicule et s'étend à la vessie et aux reins. C'est l'idée de Rokitansky. Le Dr Smith se range à l'opinion du Dr Wilks, qui croit à un développement en sens inverse. Il se fonde sur la marche des symptômes, dont le premier, dit-il, « se rapporte toujours à un trouble des reins, le dernier à une affection des organes voisins de la vessie, » et sur les apparences anatomo-pathologiques, les lésions des reins étant généralement plus avancées que celles des autres organes, dans les autopsies qu'il a faites.

Il est possible que Rokitansky et le Dr Wilks aient tous deux raison. Y a-t-il, des glomérules de Malpighi au méat urinaire, un point précis, toujours le même, où commence le travail morbide? Cela est peu probable et par conséquent ces discussions ont un intérêt secondaire au point de vue clinique. Ce qui nous semble plus important, c'est de savoir où le mal a débuté chez ceux qui ont eu une épydidymite tuberculeuse consécutive à des hématuries, et de connaître les premiers signes de l'affection pour pouvoir la juger dès son apparition. Laënnec a rendu un moindre service à l'humanité en décrivant le souffle caverneux qu'en indiquant la valeur de l'expiration prolongée.

Nous donnons quelques exemples de colique néphrétique plus ou moins violente au début et dans le cours de la tuberculisation. Une erreur de diagnostic est donc possible, non pas entre le calcul vésical et une autre affection, parce qu'un chirurgien expérimenté ne se fie pas aux signes rationnels, et qu'une exploration habilement faite le détrompe presque toujours, mais entre les graviers du rein et les tubercules, parce que les signes physiques peuvent manquer, la palpation demeurant sans résultat. On voit entrer dans les hôpitaux des gens qui se plaignent de douleurs dans les reins et d'hématurie. La sonde parcourant librement la vessie, on conclut à la probabilité d'une gravelle surtout lorsque la santé générale paraît bonne; mais parfois il arrive que ces malades sortis de l'hôpital en meilleure condition parce qu'on a convenablement traité les symptômes, reviennent avec un testicule induré. Nous ne voulons pas dire que la maladie se manifeste toujours par un noyau épididymaire; cela serait faux. Il ne le serait pas moins de prétendre que le pissement de sang ne manque jamais ni dans la dégénérescence phymatoïde, ni dans la pierre; mais nous sommes d'avis que chez les gens atteints d'hématuries vésicales suivies d'indurations épidydimaires, le mal, qui d'ailleurs peut exister autre part dans l'économie, n'attaque pas d'abord l'organe sécréteur du sperme, mais le col de la vessie. C'est donc là qu'il faut reconnaître sa présence si l'on veut agir efficacement.

M. Dolbeau pense que la tuberculisation du testicule est souvent précédée par le développement de granulations grises dans l'épaisseur du col de la vessie, ce qui explique la dysurie, l'effort pour uriner, les urines sanguinolentes, le sang pur (1) qui paraît ordinairement après la miction, quelquefois avant elle, et la sensibilité du col au passage de la sonde. Le professeur considère ces différents signes survenant sans cause appréciable chez une personne dont les parents sont phthisiques, ou phthisique elle-même, ou simplement d'apparence tuberculeuse, comme les premières manifestations d'un envahissement des organes génito-urinaires par la maladie diathésique.

En 1871, à l'hôpital Beaujon, M. Moutard-Martin pria M. Dolbeau de vouloir bien examiner et admettre dans son service, s'il y avait lieu, un homme qu'il croyait atteint de la pierre. Ce malade avait depuis cinq mois de fréquentes rétentions d'urine dont il s'était d'abord débarrassé facilement, mais qui revinrent et résistèrent aux émollients. Il était sujet aux hématuries. On le sonda, et cette exploration ne fit découvrir qu'une vive sensibilité à l'entrée de la vessie. Après avoir examiné les organes génitaux qu'il trouva sains, M. Dolbeau déclara qu'il croyait à une tuberculisation, et pria M. Moutard-Martin d'ausculter le malade. On trouva un affaiblissement du murmure respiratoire, quelques craquements et une diminution de la sonorité à droite, bien que le malade ne toussât point et s'enrhumât rarement. Une semaine après la consultation du professeur, les sondages qui avaient été faits matin et soir ne furent plus nécessaires, et une induration circonscrite de la tête de l'épididyme droit parut. La tumeur devint fluctuante dix ou douze jours plus tard; on l'ouvrit avec le bistouri, et le trajet resta fistuleux pendant un mois. Le malade est mort phthisique.

(1) La cause mécanique de l'hémorrhagie est une fluxion compensatrice.

Le Dr Dolbeau croit à une très-grande et égale fréquence dans les deux sexes de l'hématurie symptomatique des tubercules; (1) mais le fait n'est pas constant. Le ténesme vésical, signe avant-coureur de tuberculisation des organes génitaux, a été observé par M. Guyon sur un malade qui n'eut pas d'hématuries et mourut phthisique. On trouva à l'autopsie des granulations miliaires du fond de l'urèthre sans lésions prostatiques. La pièce est au musée de l'hôpital Necker.

Le Dr Smith se borne à indiquer comme prodrômes de la tuberculisation : les douleurs passagères dans les reins, des élancements dans le testicule et dans le gland, un peu de sang dans l'urine. La marche de la maladie est aiguë ou chronique. Peu à peu les souffrances s'accentuent et les signes d'irritation urinaire paraissent. L'urine, généralement alcaline, peut ne contenir rien d'anomal que du sang. Avec le temps, les troubles qui progressent et se multiplient deviennent très-complexes, surtout quand l'ensemble des organes est atteint. Un jour l'urine est pleine de sang ; le lendemain elle semble normale ; de même le pus paraît et disparaît dans l'espace de quelques heures.

Il résulte de cela que la tuberculisation est parfois jugée plus aisément au début qu'à une période plus avancée. Le Dr Smith croit que la guérison n'est pas impossible. Or, nous le répétons, ce qui importe et ce que nous avons cherché, c'est le moyen de juger la tuberculisation génito-urinaire à un moment où la thérapeutique est efficace. On lit dans beaucoup d'ouvrages classiques, un peu anciens, mais qui sont dans toutes les mains, que la tuberculisation épididymaire n'a pas

(1) Fait important qui augmente la valeur de l'hypothèse d'une tuberculisation du col de la vessie, puisque, chez la femme, l'hématurie n'a certainement pas la prostate pour lieu d'origine.

de prodromes. Elle en a cependant. Ce sont les écoulements uréthraux répétés paraissant et disparaissant sans cause appréciable, les mictions fréquentes, les épididymites et les vaginalites subaiguës, signes bien décrits dans quelques monographies que nous avons essayé de compléter.

CONCLUSIONS

1° Les signes rationnels des graviers rénaux, du calcul vésical et de la prostatite chronique se retrouvent dans la tuberculisation des organes génito-urinaires.

2° L'hématurie est un symptôme fréquent de tuberculisation, également fréquent dans les deux sexes suivant M. Dolbeau. Quoique l'hématurie ne soit pas toujours un signe précoce de dégénérescence phymatoïde, il importe au praticien de savoir que l'hématurie peut être l'indice avant-coureur du mal. L'efficacité de la thérapeutique générale au début de semblables affections est incontestable.

3° Chez les gens atteints d'hématurie vésicale suivies d'indurations épididymaires, le mal, qui d'ailleurs peut exister autre part dans l'économie, n'a pas attaqué d'abord l'organe sécréteur du sperme, mais le col de la vessie. Le fait sera difficilement constaté par l'autopsie puisqu'on ne meurt pas de granulations miliaires développées dans l'épaisseur du col; mais l'hypothèse a une grande valeur, parce qu'elle explique la dysurie, l'effort pour uriner, le sang pur qui paraît après la miction et la vive sensibilité du col au passage de la sonde. L'hémorrhagie est due à l'afflux du sang dans des vaisseaux dont les parois sont altérées, et à leur distension exagérée.

Observation I.

Armand A..., garçon d'amphithéâtre, âgé de 56 ans, fut pris de coliques hypogastriques au mois de janvier 1873. Il s'était toujours bien porté jusqu'à cette époque et n'a eu ni chancres ni blennorrhagie. Il raconte qu'à la suite de ces coliques il eut une rétention d'urine. Cette strangurie fut momentanée, et le malade allait mieux, lorsque tout à coup, à son grand effroi, il pissa du sang pur. Ce sang ne se montrait pas seulement après la miction ; il eut plusieurs hématuries abondantes dans l'espace de dix jours. Ces accidents le décidèrent à entrer à l'hôpital de la Pitié, où M. Verneuil crut qu'il avait un calcul vésical ou des graviers dans les reins. On le sonda sans résultat, et, quinze jours après, Armand A... se sentant mieux, quitta l'hôpital pour retourner à Clamart. Les hématuries avaient cessé, mais l'urine était devenue épaisse. Depuis cette époque, il n'a plus pissé le sang.

Au mois de février, après avoir été exposé au froid, il fut pris d'un écoulement de l'oreille gauche, qu'il soigna lui-même.

Au mois de mai, en portant un sujet, il fait un effort sent une légère douleur aux parties, et, le soir, en s'examinant, il remarque que l'un des testicules est augmenté de volume. Il retourne à la Pitié, dans le service de M. Verneuil, qui croit à une hydrocèle et propose la ponction. Armand A... refuse l'opération, retourne à Clamart et reste cinq semaines couché. La grosseur disparaît, mais, devenu incapable de faire son service, Armand retourne à l'hôpital, où il a l'intention de rester jusqu'au moment où les démarches qu'il fait pour entrer à Bicêtre aient abouti. Il sort tous les jours après la visite de M. Verneuil pour vaquer à ses affaires, et il ne rentre que le soir. C'est à la Pitié que nous l'avons vu, au commencement du mois de mars 1874. Il était à l'hôpital depuis le 3 janvier.

A cette époque (mars 1874), le malade n'avait pas les traits fortement altérés, mais il se plaignait d'avoir beaucoup maigri. Son oreille coulait toujours ; il était soumis au traitement anti-tuberculeux. Il toussait un peu, mais il n'avait jamais craché le sang et ne transpirait pas la nuit. A la percussion, la sonorité était normale au sommet droit et légèrement diminuée au sommet gauche. Cette submatité s'étendait jusqu'à la fosse sous-épineuse. A l'auscultation, la respiration n'était pas altérée dans le poumon droit ; à gauche, expiration prolongée. A ce moment, le malade ne se plaignait pas de souffrir en urinant. Les urines étaient troubles. Le scrotum était un peu rouge, mais il n'était pas distendu. En saisissant le testicule droit, on sentait un épididyme bosselé de la tête à la queue. L'épididyme gauche semblait un peu plus volumineux qu'il ne doit être ; au reste, ni le testicule droit, ni le gauche n'étaient très-douloureux. La prostate était peu volumineuse, légèrement bosselée à droite, nullement douloureuse à la pression.

Nous avons revu Armand A... le 13 avril. Son visage avait beaucoup changé, sa voix était rauque ; il se plaignait de douleurs dans les reins. La matité du poumon gauche n'était pas plus marquée, mais, en faisant tousser le malade, on entendait des craquements dans la fosse sous-épineuse gauche. Armand A... urinait très-souvent et se plaignait de douleurs au méat après la miction. L'urine était chargée de mucus. L'épididyme gauche présentait un noyau d'induration à la tête. Les deux testicules, le droit surtout, étaient extrêmement douloureux.

Ce qui frappe dans cette observation, c'est que les

symptômes de début sont tout à fait ceux d'une pierre dans la vessie. Si le malade avait au début les poumons sains et paraissait très-robuste, ce que nous ignorons, le mal ne pouvait être soupçonné qu'au moment où se montra cette vaginalite subaiguë, qui disparut après cinq semaines de repos. En effet, Armand A... n'a eu ni dysurie, ni douleur à la base du gland, ni envies fréquentes d'uriner, ni écoulements uréthraux répétés. Il a simplement fait un effort à la suite duquel une vaginalite subaiguë s'est déclarée ou s'est accrue, car elle existait peut-être à l'insu du malade. Ainsi, dans ce fait, de tous les signes avant-coureurs de la tuberculisation, l'hématurie est le seul qui ait été observé. Or, comme nous l'avons dit, ce symptôme ne suffit pas pour éclairer le diagnostic.

Observation II.

M... entre, le 14 février, dans le service du Dr Guyon, à l'hôpital Necker. Il se plaint d'uriner fréquemment, aussi fréquemment la nuit que le jour. Il souffre en pissant, mais la douleur ne continue pas après la miction. Il paraît avoir eu des coliques néphrétiques il y a deux ans. Il ne peut marcher longtemps, ni se donner du mouvement, ni même se tenir debout durant une heure ou deux, sans avoir des élancements dans le gland. Ses urines ont été quelquefois sanguinolentes; il n'a jamais pissé du sang pur et n'a point rendu de graviers. Il a été soigné à l'Hôtel-Dieu sans amélioration. On lui donnait du bromure de potassium.

L'urine, un peu floconneuse, laisse un dépôt strié de sang au fond du verre. On presse la région lombaire sans éveiller de douleurs. En examinant le testicule droit, on trouve un noyau épididymaire du volume d'une petite noix, douloureux. La prostate est peu volumineuse, mais, à droite, la région est indurée jusqu'à la vésicule séminale qui présente de petites indurations.

Examen du canal. — Contracture de l'entrée de la portion membraneuse. On sent, avec l'explorateur n° 20, dans la région prostatique, de légers reliefs. L'explorateur n° 22 ne passe pas. La vessie, explorée avec la sonde de Thompson, paraît tomenteuse à la surface, sans corps étranger. Le cathétérisme ne la fait pas saigner.

Le malade est maigre et jaune, il ne tousse pas. Ni la percussion ni l'auscultation ne sont anomales.

Le 21 février, l'urine devint claire ; il n'y eut plus qu'un léger dépôt de muco-pus sans stries sanguinolentes au fond du verre, mais le malade souffrait toujours en urinant. On lui avait fait, le 10 février, une instillation de nitrate d'argent dans l'urèthre. On recommença le 21 et le 24. Enfin, on fit six grandes injections vésicales, après lesquelles le malade éprouva moins de douleur en marchant et en urinant. Cependant ce soulagement ne fut que momentané, et le malade, qui sortit de l'hôpital à la fin d'avril, s'attendait à être repris de douleurs dès qu'il vaquerait à ses affaires ou qu'il marcherait un peu. Il était toujours sur le qui-vive et redoutait même le transport en voiture. Sans paraître très-vigoureux, il n'avait pas mauvaise apparence.

La fréquence des mictions, les souffrances dans la région lombaire ayant l'apparence de coliques néphrétiques, les hématuries, la douleur au gland augmentant par la marche ou la station sur pieds prolongée, accidents qui pouvaient faire croire à des graviers du rein ou à un calcul vésical, l'absence de corps étranger, le noyau épididymaire du côté droit, l'induration de la prostate et de la vésicule séminale, les légers reliefs de la portion prostatique du canal, l'urine floconneuse muco-purulente, striée de sang avant les instillations de nitrate d'argent, nous feraient croire aux granulations tuberculeuses du fond du canal observées une fois par le Dr Guyon chez un phthisique et aux granulations du col de la vessie signalées par le professeur Dolbeau.

Observation III.

(Due à l'obligeance de M. E. Monod, externe des hôpitaux.)

L..., homme de peine, âgé de 42 ans, est entré à l'hôpital le 17 avril 1874, pour une hématurie qui date de 1871. C'est à la fin de cette année qu'il s'est aperçu qu'il urinait du sang. Avant cette époque, le malade n'avait éprouvé aucun trouble du côté des voies urinaires. — La miction depuis le moment où le malade a remarqué que ses urines étaient sanguinolentes, n'a pas cessé d'être facile et exempte de douleurs, soit en commençant, soit en finissant d'uriner. Il n'a jamais souffert dans les régions rénales. — Il ne signale aucun traumatisme ni aucune cause appréciable qui puisse expliquer l'apparition de l'hématurie; il s'en est aperçu tout à coup, dit-il, et par hasard. Il affirme nettement que, dès le début, le sang n'arrivait que tout à fait à la fin de la miction. Comme il urinait sans douleur, il a négligé cette affection et a continué son travail. Il y a un an, le malade, atteint d'une diarrhée opiniâtre, et sentant ses forces diminuer, éprouvant des douleurs dans le bas-ventre et continuant à uriner du sang, entra à la Pitié. On ne trouva pas de calcul. Il sortit au bout d'un mois, urinant toujours du sang. Depuis cette époque, sans apparition de nouveaux symptômes locaux, sa santé générale fut en souffrance. La diarrhée était presque constante; il perdait ses forces; il commença à tousser, mais il n'a jamais eu d'hémoptysies ni de sueurs nocturnes. A l'auscultation, on ne constate aucun signe net aux sommets; la sonorité paraît un peu diminuée à gauche.

C'est dans cet état que le malade rentre à l'hôpital au mois d'avril. Il urine toujours du sang en quantité variable, et, comme au début, le sang apparaît à la fin de la miction. Lorsqu'on fait uriner le malade, on constate que le premier jet d'urine est clair, puis elle devient sanguinolente; tout à fait à la fin, il sort quelques gouttes de sang vermeil. Le malade n'accuse aucune espèce de douleur ni au début, ni à la fin de la miction. Le pression au niveau des reins, n'en provoque pas davantage. Le malade aurait ressenti de temps en temps quelques tiraillements douloureux dans les testicules. Ceux-ci ne présentent rien d'anomal à la palpation.

Pour ce qui regarde la fréquence de la miction, le malade déclare qu'il urinait plus souvent au début du mal qu'aujourd'hui. (Vingt à vingt-cinq fois par jour, il y a un an, aujourd'hui dix à douze fois). Il remplit par jour une douzaine de verres à expériences. Au début, il urinait plus souvent la nuit que le jour; actuellement il n'y a pas de différence. La quantité du sang augmenterait après une fatigue ou une longue marche; mais l'exercice ne cause aucune douleur.

Après avoir déposé vingt-quatre heures, l'urine du malade est trouble et fortement sanguinolente. Pas de dépôt muco-purulent au fond du verre.

Exploration. — Le cathétérisme pratiqué avec une bougie olivaire fait constater un peu d'épaississement de la région du bulbe. — Le n° 16 le franchit aisément.

La sonde de Thompson pénétre sans peine. Pas de calcul. La vessie ne saigne pas sous l'influence de l'exploration. — La prostate est normale.

A la date du 23 mai, le malade qui pour tout traitement prend des capsules de térébenthine, n'est pas amélioré. L'hématurie persiste. — M. Guyon pense que l'hématurie est d'origine rénale.

Voilà un malade qui serait un intéressant sujet d'étude. Que va-t-il devenir ? Nous avons inséré cette observation pour montrer à quel point il est difficile de juger la maladie quand la présence du sang vermeil ou mêlé aux urines, est le seul signe nettement appréciable. Nous comprenons pourquoi M. Guyon croit à une hématurie d'origine rénale ; mais qui peut dire si, dans six semaines, trois mois ou un an, d'autres symptômes ne prouveront pas que le sang vient de la vessie ? Que d'incertitude et d'obscurité dans le diagnostic !

Observation IV.

(Due à l'obligeance de M. Chenet, interne des hôpitaux.)

M... Jean, âgé de 33 ans, gardien de la paix, entre à l'hôpital Necker le 25 février 1874, dans le service de M. Desormeaux pour des troubles urinaires. Cet homme a beaucoup maigri. Il se plaint de violentes douleurs vésicales qui l'obligent à pisser toutes les cinq minutes au moins. La miction est très-pénible et provoque une sensation de brûlure dans tout le canal. Le malade porte une cicatrice du scrotum adhérente à la tête de l'épididyme qui est augmenté de volume et présente, dans toute sa longueur, des inégalités et des points indurés du côté droit. L'épididyme gauche est moins altéré. Le volume et la consistance des deux testicules sont normaux.

Il y a quinze mois environ, il a eu une chaude-pisse, qu'il a traitée vigoureusement et guérie par le copahu à haute doses et les injections de tannin ; mais quelque temps après, le testicule droit devint très-volumineux.

Cette enflûre avec rougeur de la peau, a duré une huitaine de jours et n'a point empêché le malade de continuer son service. Il lui resta seulement un noyau induré de la grosseur d'une noisette, non douloureux.

Ce noyau s'abcéda au bout de quatre ou cinq mois ; la cicatrisation, un peu longue, se fit enfin et le malade se sentit soulagé ; mais bientôt et sans cause apparente il s'aperçut que son urine était sanguinolente, puis elle contint de petits caillots de sang et enfin, des filaments muqueux. A aucune époque, il n'avait rendu de graviers.

Jusqu'au mois de décembre 1873, il n'y eut pas d'aggravation notable, puis que le malade continua son service.

Les urines contenaient toujours de temps en temps de petits caillots sanguins et du mucus ; mais aux hématuries se joignirent de violentes douleurs lombaires et les forces du malade diminuèrent. Une bronchite, qui avait débuté peu après la blennhorragie, ne s'était jamais complètement résolue, et le malade toussait encore.

Le 22 décembre, après quelques jours où les douleurs avaient été plus violentes, il rendit, dans l'espace de douze heures, deux litres de pus par l'urèthre. Forcé de s'aliter, il fit d'abord un séjour à l'hôpital de la Pitié, puis enfin à l'hôpital Necker. Là on constata une tuberculisation très-nette de la prostate et des vésicules séminales. On essaya en vain de remédier au ténesme vésical qui épuisait le malade. L'urine ne contenait plus de sang, à peine quelques globules purulents au milieu d'un dépôt de mucus. Pas d'albumine. — Les digestions devinrent de plus en plus pénibles, l'appétit se perdit et du muguet apparut le 20 mars. Le 18 du même mois, le malade mourait épuisé.

30 mars. — *Autopsie.* — Le rein droit est creusé d'une foule de foyers caséeux qui ont complètement détruit la substance rénale. L'uretère est augmenté de

volume, induré, obturé à trois ou quatre centimètres du bassinet; il redevient perméable à quelques centimètres plus bas, jusqu'à la vessie. Le rein gauche est congestionné, hypertrophié, avec quelques tubercules crus sous l'enveloppe fibreuse. L'uretère gauche est sain.

La vessie est petite, tapissée par une couche gélatineuse. Points ecchymotiques multiples, confluents en certains endroits; granulations en relief au voisinage des uretères et dans tout le bas-fond.

La prostate est creusée de deux cavernes, et les vésicules séminales contiennent du pus.

L'épididyme droit est tuberculeux avec un petit foyer purulent à la tête. Le gauche est induré et inégal, sans foyer caséeux. La glande droite est saine; l'autre est sillonnée par des tractus blanchâtres qui paraissent dus à une hypertrophie des cloisons et présentent de petits corpuscules blanchâtres qu'on ne peut énucléer.

Dans cette observation, on voit que l'hématurie n'a pas été un signe précoce de tuberculisation. Le mal a débuté par une de ces orchites blennhorragiques qui sont quelquefois le point de départ de la dégénérescence phymatoïde du testicule. Notons l'apparition presque simultanée du sang dans l'urine et des violentes douleurs lombaires, pouvant faire croire à des graviers du rein.

Observation V.

L... Charles-Louis, ancien marin, garçon de salle, âgé de 48 ans, entré à l'hôpital Necker le 13 mai 1874, dans le service du Dr Desormeaux, n'a eu pour toute maladie que des chancres multiples et un bubon suppuré; il y a vingt-cinq ans. Il faut noter qu'il a toussé pendant trois ans.

En 1868, après avoir senti des élancements dans le

testicule gauche, il s'aperçut que les parties étaient augmentées de volume. Peu de temps après, le testicule droit fut pris. Il entra à l'hôpital où on lui fit deux incisions. Le malade n'a gardé aucun souvenir net d'accidents antérieurs à l'apparition du mal. Depuis six mois environ, les dernières gouttes d'urine sont sanguinolentes, surtout quand le malade va à la selle. Il a souffert de coliques hypogastriques ; il souffre encore de douleurs au gland et au pubis en un point fixe situé au-dessus de la verge. Ces douleurs augmentent quelquefois après la miction.

Examen. Prostate normale. Epididyme droit et gauche bosselés de la tête à la queue. Noyau d'induration extrêmement dur et saillant à la queue de l'épididyme droit. Fistules au scrotum à droite et à gauche. Cicatrisation complète de la fistule gauche. Léger suintement par la fistule droite.

Le malade tousse très-peu et n'a jamais craché le sang. M. Desormeaux a découvert avec l'endoscope une ulcération de la portion membraneuse du canal. — Matité assez étendue du poumon gauche. Expiration prolongée. Légers craquements. Le malade n'a jamais craché le sang.

On ne peut attribuer les urines sanguinolentes à l'ulcération du canal, puisque ce malade ne pisse pas du sang pur, et que la quantité du sang dilué augmente quand il va à la selle. Nous croyons que l'hématurie est causée par des tubercules du col de la vessie. D'après la marche des symptômes cette affection serait postérieure à celle des épididymes, ce qui prouve que l'hématurie n'est pas toujours un signe avant-coureur de la tuberculisation du testicule.

Observation VI.

(Bartholomew's hospital Report, vol. VIII, p. 103.)

E. B..., âgé de 29 ans, fut reçu le 25 juin 1872, à l'hôpital Saint-Barthélemy, par le Dr Smith, qui le croyait calculeux.

Cet homme est marié. Ses parents se portent bien, mais il est mince et a l'air délicat. Il a eu des abcès strumeux au sternum et au bras gauche. Les cicatrices en sont visibles.

Il a toujours toussé et a eu une pleurésie. Après avoir maigri durant trois années, il s'est plaint il y a huit mois de douleurs dans le gland après la miction et bientôt après d'une enflure du testicule survenue sans cause apparente. Lorsque parurent les douleurs au gland, il remarqua qu'il pissait du sang vermeil après avoir uriné. Parfois, le jet d'urine était subitement interrompu et le sang coulait. Les mictions étaient fréquentes et le malade avait coutume de se lever sept ou huit fois par nuit. Il a eu trois vives crises de douleurs dans le rein gauche qui durèrent chacune un jour et furent suivies d'hématuries abondantes. En général, le sang était vermeil ; il a toujours été augmenté par l'effort et le mouvement. Depuis son entrée à l'hôpital il n'éprouve plus de difficulté à pisser et l'urine ne contient plus de sang depuis l'expulsion d'une quantité de caillots noirs.

L'urine est acide et albumineuse ; elle a été pleine de mucus. Les élancements douloureux dans le gland après la miction, persistent. Les deux épididymes sont indurés ; le droit s'est abcédé et s'est ouvert. La prostate est indurée çà et là. Les vésicules séminales le sont également et font saillie dans le rectum. On ne peut découvrir de pierre dans la vessie. Il n'a jamais rendu de graviers. Le rein gauche est douloureux à la pression.

25 août. — E. B... est beaucoup mieux depuis quelque temps. Il est retourné dans son pays et peut vaquer à ses affaires. Il prend du fer et de l'huile de foie de morue. Plus de sang ni de mucus dans l'urine, qui est claire et limpide ; mais il est souvent obligé de se sonder et il sent encore de légères douleurs au gland, dans les reins, et au niveau du pubis.

Dans ce cas comme dans l'observation V, on remarquera que la maladie s'est manifestée par une épididymite et peut-être par une vaginalite, avec cette différence que l'affection survint sans cause uréthrale, et que les hématuries commencèrent avant l'orchite, en même temps que la souffrance au gland.

Notons encore les crises de douleur dans le rein gauche, suivies d'un pissement de sang. Si cet homme avait été d'hôpital en hôpital, ou de médecin à médecin, combien de fois aurait-il été sondé pour la pierre ? Ces explorations multipliées ne peuvent-elles être fâcheuses ? Même quand le canal est sain et l'opérateur expérimenté, le cathétérisme peut causer des accidents.

Ce qu'il y a de plus important dans cette observation, c'est l'amélioration par arrêt de développement des tubercules, due certainement, comme dans la phthisie pulmonaire, au traitement général, et peut-être à des influences atmosphériques. Le Dr Smith croit que la tuberculisation de la muqueuse génito-urinaire peut guérir. Il appelle l'attention sur la ressemblance qui existe entre cette maladie et la phthisie pulmonaire. « Parmi les indices les plus communs de tubercules pulmonaires, dit-il, sont la suppuration, l'hémoptysie, l'augmentation de mucus sécrété, et son expulsion par la toux qui est un effort musculaire spasmodique. Dans la tuberculisation urinaire, il y a aussi suppuration, hématurie, hypersécrétion de mucus et contraction spasmodique expulsive de la vessie. » Cette idée originale, et qui peut sembler fantastique, a été ingénieusement développée dans une thèse soutenue à la Faculté de Paris en 1873, par M. Vedrine. L'auteur comparait la blennorrhée chronique au rhume négligé ; l'hématurie qu'il croyait très-rare et dont il n'a point cité d'exemple, à l'hémoptysie ; le ténesme vésical, à la toux ; l'épididymite à la pneumonie caséeuse ; la vaginalite à la pleurésie tuberculeuse.

Observation VII. (Notes prises par M. E. Monod, externe des hôpitaux.)

N..., âgé de 30 ans, pâtissier, entré à l'hôpital Necker le 23 mai 1874, n'a eu aucune autre maladie des organes génito-urinaires, qu'un léger échauffement il y a dix ans.

La santé générale a été bonne jusqu'au mois d'août 1873. A cette époque, il tomba subitement malade et entra à l'hôpital Cochin, où il fut traité pour une pleurésie ; il en sortit guéri au bout de vingt jours environ. Il reprit son travail, qu'il n'a pas quitté depuis ; mais, à partir de ce moment, il s'aperçut qu'il maigrissait et perdait ses forces. En même temps il commença à tousser.

Le malade a uriné du sang, il y a quatre mois, à la fin de la miction. La fréquence de la miction était normale ; de plus, elle n'était pas douloureuse. Depuis six semaines ou deux mois, le malade urine souvent, aussi souvent la nuit que le jour. De plus, il souffre avant la miction. Cette douleur disparaît pendant qu'il urine. La quantité du sang rendu avec les urines est allée toujours en augmentant. Ces hématuries, qui, au début, n'accompagnaient pas toutes les mictions, n'ont plus fait défaut et sont devenues toujours plus abondantes.

Etat actuel. — L'hématurie a cessé depuis quatre jours. Le cathétérisme prouve que le malade n'a aucun corps étranger dans la vessie. Par le toucher rectal, on constate que la prostate est normale du côté droit. Le lobe gauche est volumineux, bosselé, très-douloureux à la pression.

Le malade transpire quelquefois pendant la nuit ; sa voix est enrouée. L'auscultation de la poitrine ne donne aucun signe caractéristique. — Néanmoins, le symptôme hématurie, joint aux autres signes locaux, détermine M. Guyon à diagnostiquer une cystite tuberculeuse du col avec tuberculisation de la prostate.

A. PARENT, imprimeur de la Faculté de Médecine, rue M^r-le-Prince, 31.

www.ingramcontent.com/pod-product-compliance
Ingram Content Group UK Ltd.
Pitfield, Milton Keynes, MK11 3LW, UK
UKHW032028260826
14628UKWH00006B/2805

9 782019 646769